Maalej Bayene
Weli Manel

Cardiomiopatia dilatada em crianças

Maalej Bayene
Weli Manel

Cardiomiopatia dilatada em crianças

ScienciaScripts

Cover image: www.ingimage.com

This book is a translation from the original published under ISBN 978-620-6-72289-2.

Publisher:
Sciencia Scripts
is a trademark of
Dodo Books Indian Ocean Ltd. and OmniScriptum S.R.L publishing group

120 High Road, East Finchley, London, N2 9ED, United Kingdom
Str. Armeneasca 28/1, office 1, Chisinau MD-2012, Republic of Moldova, Europe
Printed at: see last page
ISBN: 978-620-8-11479-4

CARDIOMIOPATIA DILATADA EM CRIANÇAS

INTRODUÇÃO

As cardiomiopatias são doenças do miocárdio que afectam a função ventricular sistólica ou diastólica, ou ambas (1). São uma das principais causas de insuficiência cardíaca aguda e uma das principais indicações para transplante cardíaco em crianças (2). A definição e classificação das cardiomiopatias foram estabelecidas e validadas pela Organização Mundial de Saúde em 1995. São definidas como doenças do miocárdio associadas a disfunção ventricular e são classificadas em quatro categorias de acordo com caraterísticas morfológicas e hemodinâmicas: cardiomiopatia dilatada (CMD), cardiomiopatia hipertrófica (CMH), displasia arritmogénica do ventrículo direito (DAVD) e cardiomiopatia restritiva (CMR) (3). Desde então, seguiram-se duas outras classificações, emitidas pela American Heart Association em 2006 e pela European Society of Cardiology em 2008, baseadas nos avanços do conhecimento genético das cardiomiopatias. De acordo com a American Heart Association, as cardiomiopatias são consideradas primárias quando a doença afecta exclusiva ou principalmente o miocárdio, e secundárias quando a lesão miocárdica está associada a lesão multi-sistémica. As cardiomiopatias primárias dividem-se em cardiomiopatias genéticas (incluindo: CMH, DAVD, não-compactação do ventrículo esquerdo e canalopatias), adquiridas (Miocardite) e mistas (CMD e CMR) (4). Da mesma forma, a Sociedade Europeia de Cardiologia enfatiza a importância da história familiar e da investigação genética, classificando as cardiomiopatias em familiares (ou genéticas) e não familiares (não genéticas). No entanto, esta classificação não inclui os distúrbios do ritmo e as canalopatias (5).As CMDs são as cardiomiopatias mais comuns em crianças. Fisiopatologicamente, caracterizam-se pela dilatação do ventrículo esquerdo associada à disfunção sistólica, levando à congestão cardíaca (6). Foram estabelecidos critérios de diagnóstico por ultrassom para definir claramente a CMD em crianças: O ventrículo esquerdo está dilatado, geralmente com paredes finas, e contrai-se mal. A fração de encurtamento do diâmetro é muito reduzida. A fração de encurtamento do diâmetro é muito baixa, geralmente inferior a 25%, com um índice de stress sistólico inferior a 20%. Deve ser feita uma distinção entre as formas constitucionais (cardiomiopatias verdadeiras), que afectam as estruturas do próprio miócito e, em particular, os elementos contrácteis ou citoesqueléticos, e as formas adquiridas ou secundárias (cardiopatias) em que um fator extra-miocárdico é responsável pelo dano miocárdico (infecioso, tóxico, isquémico, etc.) (6). Por ter um prognóstico reservado, a DMC na criança requer uma estratégia de diagnóstico bem codificada, baseada nos avanços actuais dos métodos exploratórios, essencialmente a ecografia Doppler, a ressonância magnética e a biologia molecular. Todos estes avanços contribuem para uma melhor compreensão da doença e para a melhoria da qualidade dos cuidados de saúde.

EPIDEMIOLOGIA

A CMD é a cardiomiopatia mais comum em recém-nascidos e bebés (6). Apesar do seu prognóstico reservado, a sua demografia permanece incerta (1). Em adultos, a incidência anual de CMD foi estimada em 6 a 8/100.000 (6). No entanto, é certamente subestimada em crianças, dado o grande número de mortes súbitas secundárias à CMD não identificadas por autópsia sistemática.

Em 2003, o American Childhood Cardiomyopathy Registry publicou uma incidência anual de cardiomiopatia de 1,13 por 100.000 bebés e crianças, destacando as diferenças de acordo com a raça, sexo e região. Foi significativamente mais elevada em bebés com menos de um ano de idade do que em crianças e adolescentes com idades compreendidas entre 1 e 18 anos (8,34 vs. 0,70 por 100.000, $p<0,001$), em crianças de raça negra do que em crianças de raça branca (1,47 vs. 1,06 casos por 100.000, $p=0,02$) e em rapazes do que em raparigas (1,32 vs. 0,92 por 100.000, $P<0,001$). A CMD foi responsável por 50% destas cardiomiopatias (8).

Um estudo americano mais recente indicou que a incidência anual de CMD na América do Norte era de cerca de 0,57 casos/100.000 crianças com menos de 18 anos. Este mesmo estudo mostrou também que a raça, o sexo e a idade influenciam a frequência da doença. De facto, este estudo relatou uma maior incidência em rapazes do que em raparigas (0,66 vs 0,47 casos por 100 000; $p <0,001$), em negros do que em brancos (0,98 vs 0,46 casos por 100 000; $p <0,001$) e em bebés (< 1 ano) do que em crianças (4,40 vs 0,34 casos por 100 000; p

<0,001) (1). Arola et al (9) relataram uma incidência de DMC de 0,34 casos por 100 000 crianças por ano e uma prevalência de 2,6 casos por 100 000 crianças na Finlândia, com uma frequência mais elevada em bebés de cerca de 3,8 por 100 000 casos por ano. Na Austrália, foi também comunicada uma incidência elevada em bebés, atingindo 4,76 casos/ano/100 000 crianças (10).

Um estudo coreano registou uma prevalência de DMC de 1,39 casos. /100.000 crianças com menos de 15 anos, com uma idade média de diagnóstico de 1 ano e uma ligeira predominância do sexo masculino (11).

É importante estudar a história do doente que apresenta DMC. A noção de consanguinidade parental tem sido observada em 8,8% a 14,7% dos casos, dependendo do estudo (12, 13). Para além disso, a procura de uma história familiar de doença cardíaca é um elemento importante na pesquisa etiológica, uma vez que aponta para uma doença familiar que requer um estudo genético. Towbin et al (1) relataram uma série pediátrica de 1426 crianças com DMC, 27,3% das quais tinham uma história familiar de doença cardíaca. A cardiomiopatia estava presente em 12,6%, a morte súbita em 6%, a doença cardíaca congénita em 2,2%, a arritmia em 1,8% e as síndromes genéticas em 4,7% dos casos. Infelizmente, os dados relativos ao mundo árabe são praticamente inexistentes, limitando-se a alguns relatos de casos. Do mesmo modo, na Tunísia, a ausência de um registo nacional de cardiomiopatias significa que os clínicos não dispõem de dados epidemiológicos fiáveis e informativos.

FISIOPATOLOGIA

A CMD é uma desadaptação da função miocárdica secundária a uma incapacidade do coração de responder ao excesso de trabalho (por exemplo, CMD secundária a uma obstrução) ou à própria insuficiência miocárdica (por exemplo, anomalia metabólica ou miocardite) (14).

Em condições normais, o coração tem uma série de funções:

- A contratilidade é a capacidade do coração de desenvolver pressão para ejetar sangue a alta pressão para o sistema arterial. Está diretamente ligada à capacidade de alongamento das fibras do miocárdio.
- O relaxamento é a propriedade que permite ao ventrículo baixar ativa e eficazmente a sua pressão abaixo da pressão dos átrios para permitir o enchimento rápido dos ventrículos.
- A complacência cardíaca é a relação entre pressão e volume na diástole. À medida que a diástole avança e o ventrículo se enche de sangue, há pouca variação na pressão, mas acima de um determinado volume, a pressão aumenta rapidamente no ventrículo (7).

Estas propriedades são bem ilustradas numa curva de pressão-volume (Figura 1).

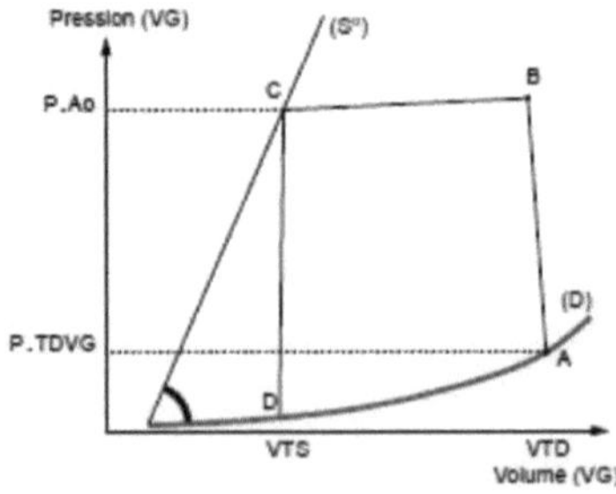

Figura 1: Curva pressão-volume do ventrículo esquerdo.

Quando a fibra miocárdica perde a sua qualidade contrátil, a adaptação miocárdica assume primeiro a forma de dilatação para assegurar o fluxo e a pressão aórticos, de acordo com a lei de Starling, que estipula que quanto maior for o volume tele-diastólico de um ventrículo, maior será a energia produzida pelo ventrículo para ejetar sangue. Em segundo lugar, a hipertrofia compensatória é efectuada de acordo com a lei de Laplace. Esta última indica que a tensão parietal (PC) ou tensão da parede (o verdadeiro trabalho do coração) é uma função direta da pressão desenvolvida na cavidade (P), do diâmetro desta cavidade (D), ou seja, do volume, e inversamente uma função da espessura da parede E: Observa-se que, para desenvolver a mesma pressão, um ventrículo dilatado deve gerar maior stress parietal. A adaptação miocárdica baseia-se, portanto, na normalização do stress parietal através do aumento da massa miocárdica (7). No entanto, para além destes mecanismos de adaptação miocárdica, existem outros processos deletérios, nomeadamente a isquémia miocárdica resultante do aumento do consumo de oxigénio devido à dilatação do miocárdio. (7).

Além disso, a diminuição da contratilidade do miocárdio leva a um aumento do volume sistólico final e, consequentemente, do volume diastólico final. O resultado é o aumento das pressões de enchimento e a hipoperfusão periférica. Estes mecanismos são responsáveis pela congestão cardíaca, ou seja, pela insuficiência cardíaca (6). No seu conjunto, estes fenómenos desencadeiam uma ativação neuro-hormonal que visa compensar estas perturbações do tráfego, mas que não é isenta de riscos:

- Ativação do sistema adrenérgico: O aumento do tónus adrenérgico durante a insuficiência cardíaca tem um efeito inotrópico e cronotrópico positivo (via receptores α1 cardíacos) que pode melhorar o débito cardíaco, mas à custa de um aumento do gasto energético do miocárdio. Além disso, a vasoconstrição e o aumento da pós-carga causados pela estimulação dos receptores α1 periféricos apenas agravam a situação, aumentando também o gasto energético do coração (6).

- Ativação do sistema renina angiotensina: A diminuição do débito cardíaco e a hipoperfusão renal são responsáveis pela ativação do sistema renina angiotensina. A angiotensina II tem um efeito vasoconstritor, permitindo a manutenção de uma pressão de perfusão normal apesar da redução do débito cardíaco (15). Da mesma forma, esse aumento da carga de deslocamento contribui não só para a hipertrofia miocárdica, mas também para a hipertrofia da parede vascular e aumento do gasto energético (16). Além disso, este sistema estimula a reabsorção de sódio, aumentando assim a retenção de líquidos, o que não é isento de efeitos arritmogénicos (6).

- A arginina-vasopressina é outro potente vasoconstritor cujos níveis estão aumentados na insuficiência cardíaca (6).

Por outro lado, a produção de péptidos natriuréticos é o meio mais adequado para combater estes efeitos deletérios. As hormonas natriuréticas cardíacas, incluindo o peptídeo natriurético atrial (ANP) e o peptídeo natriurético cerebral (BNP), bem como os seus pró-peptídeos relacionados (proANP e proBNP), representam um grupo de hormonas peptídicas produzidas pelo coração após o aumento da pressão de distensão atrial para contrariar os efeitos vasoconstritores e a retenção de líquidos dos três sistemas anteriormente descritos e também reduzir a taquicardia (17). Foi demonstrado que um nível normal de NT-proBNP tem um elevado valor preditivo negativo para a insuficiência cardíaca e que o seu nível está significativamente correlacionado com a gravidade da insuficiência cardíaca secundária à DCM em crianças com menos de três anos de idade (18, 19).

ESTUDO CLÍNICO

Os sintomas da CMD são primariamente os da insuficiência cardíaca e dependem da extensão e da rapidez do seu aparecimento. Daubeney et al (12) referem que a insuficiência cardíaca congestiva foi a apresentação clínica inicial em quase 90% dos doentes, metade dos quais foram admitidos numa unidade de cuidados intensivos, e que a morte súbita foi a primeira manifestação da MCD em quase 5% dos casos. Da mesma forma, a insuficiência cardíaca foi inaugural em 89,7% e 71% dos casos, respetivamente, no estudo de Harmon et al (20) e Towbin et al (1).

1. Sinais funcionais :

1.1 Sinais respiratórios :

Os sinais funcionais respiratórios são constantes e dominam o quadro clínico. Estes variam desde uma simples taquipneia superficial, especialmente durante o esforço de alimentação, até uma verdadeira angústia respiratória com batimento das asas do nariz e envolvimento dos músculos intercostais. Esta situação é mais frequentemente observada quando a insuficiência cardíaca é grave ou quando uma infeção pulmonar é o fator desencadeante da descompensação (6).

1.2 Sinais gerais

- Febre :

Geralmente está ausente durante a fase de estado. Pode fazer parte de um quadro de miocardite viral.

- Sinais digestivos:

As dificuldades de alimentação são frequentemente referidas. Estas estão diretamente relacionadas com a intensidade do desconforto respiratório e têm, portanto, um impacto no crescimento da criança (6, 11).

- **Problemas de comportamento** como a hipo-responsividade, a apatia ou, mais raramente, a agitação estão frequentemente presentes, tornando o quadro mais sombrio.

2. Exame clínico

2.1 Auscultação cardíaca :

A taquicardia contrasta com a temperatura normal ou subnormal. Pode apontar para uma origem cardíaca se associada a hepatomegalia ou cardiomegalia radiológica.

A auscultação cardíaca anormal revelando um som de galope tem sido relatada em várias séries na literatura com frequência variável. (21,22). Foi sugerido que a existência de uma auscultação normal na fase inicial é um fator de mau prognóstico (23).

2.6 Hepatomegalia

É constante na insuficiência cardíaca. É frequentemente muito significativa e dolorosa (6).

2.7 Edema e ascite

Como em toda a insuficiência cardíaca infantil, o edema e a ascite são raros (6).

2.8.2 Tensão arterial

A tensão arterial é ligeiramente mais baixa, mas pode por vezes estar associada a sinais de colapso periférico: tez pálida e/ou pulso fraco (6).

ESTUDO PARACLÍNICO

Sinais radiológicos :

A cardiomegalia é geralmente observada e pode ser avaliada pelo rácio cardiotorácico. Esta cardiomegalia afecta principalmente os ventrículos na cardiomiopatia dilatada. Está frequentemente associada a estase venosa pulmonar ou mesmo a edema pulmonar agudo (6). (Figura 2)

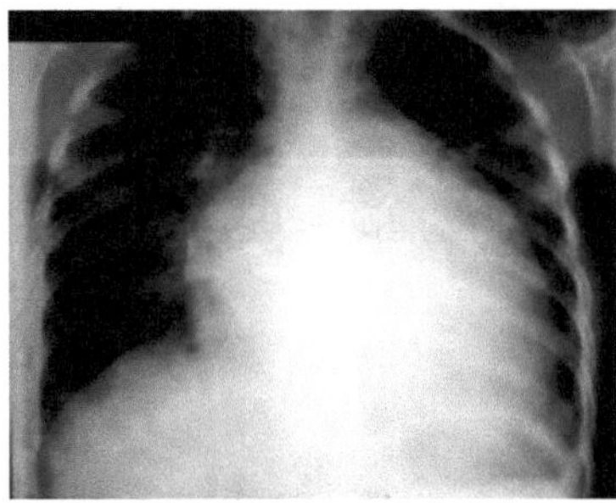

Figura 2: Cardiomegalia numa criança com CMD

Sinais electrocardiográficos :

A DMC está frequentemente associada a perturbações da condução e da excitabilidade. O eixo da onda P, a condução atrioventricular e intraventricular e as extra-sístoles devem, por isso, ser verificados. Devemos também procurar sinais de hipertrofia auricular ou ventricular e distúrbios de repolarização, ou mesmo sinais de isquémia (7). Num estudo chinês, a taquicardia sinusal e as extra-sístoles foram as perturbações do ritmo mais frequentemente observadas. O encurtamento ventricular e a fração de ejeção foram significativamente mais baixos nestes doentes (24).

Sinais de ultrassom :

O ecocardiograma cardíaco é o exame fundamental para o diagnóstico positivo e etiológico da MCD (7). É utilizado para avaliar a função sistólica e diastólica do coração. Para a l é m do estudo da arquitetura cardíaca, o Doppler permite estudos hemodinâmicos não invasivos para estimar as pressões pulmonares e o débito cardíaco. Durante a CMD, o ventrículo esquerdo está dilatado, geralmente com uma parede fina, e contrai-se mal. A fração de encurtamento do diâmetro é muito reduzida. A fração de encurtamento do diâmetro é muito baixa, geralmente inferior a 25% em comparação com um valor normal de 33 ± 3%. A parede é fina, geralmente com menos de 5 mm de espessura em diástole, com um índice de stress sistólico (espessura da parede/diâmetro da câmara em telesístole) inferior a 20% em comparação com um valor normal de 40%. Existe frequentemente uma fuga mitral funcional secundária à dilatação do anel (7). "O American Society of Echocardiography Pediatric and Congenital Heart Disease Council recomenda dois métodos geométricos para avaliar o tamanho e a função do ventrículo esquerdo: uma abordagem linear e uma abordagem volumétrica. O método linear envolve a medição dos diâmetros e da espessura da parede utilizando imagens bidimensionais em modo TM (ou 2D) e o cálculo da fração de encurtamento. O método volumétrico, por outro lado, envolve a medição de volumes a partir de uma secção apical de 4 cavidades usando o método de Simpson (25). (Figura 3).

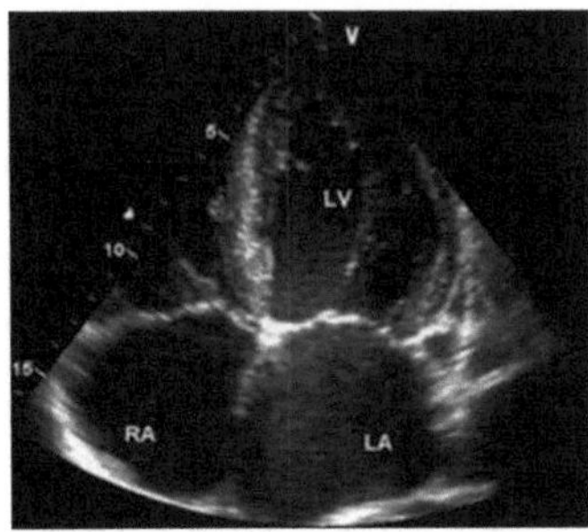

Figura 3: Cardiomiopatia dilatada no ecocardiograma 2D: dilatação do VE.

Tierney et al (26) mostraram que, em crianças com MCD, as medidas volumétricas tinham melhor reprodutibilidade em comparação com os métodos bidimensionais e de superfície, quando a avaliação não era efectuada pelo mesmo pessoal. Além disso, alguns autores demonstraram que as funções sistólica e diastólica do ventrículo direito são também afectadas pela disfunção ventricular esquerda, o que justifica a avaliação ecográfica (27, 28).

Ressonância magnética cardíaca :

A RM é um instrumento muito eficaz para o estudo da anatomia e da função do coração. É atualmente a técnica de referência para a quantificação dos volumes ventriculares esquerdo e direito, graças a medidas geométricas precisas e com excelente reprodutibilidade (29). As imagens que podem ser observadas são o hipersinal local ou total nas sequências ponderadas em T2 e, após injeção de gadolínio, o realce precoce ou tardio nas sequências T1 (30). Em comparação com a ecografia, a RM tem a vantagem de poder detetar a presença de qualquer fibrose no coração graças a este realce tardio (29). Raimondi et al (31) referiram que a RM pode prever a evolução da MCD, uma vez que demonstraram que a presença de sinais de inflamação miocárdica na RM e a elevação da troponina no momento do diagnóstico da MCD em crianças afectadas são ambos preditivos da recuperação do VE. Finalmente, a RM é útil para o diagnóstico de trombos intracardíacos, que permanecem em hipossinal e não realçam mesmo nas fases tardias (32). Figura 4

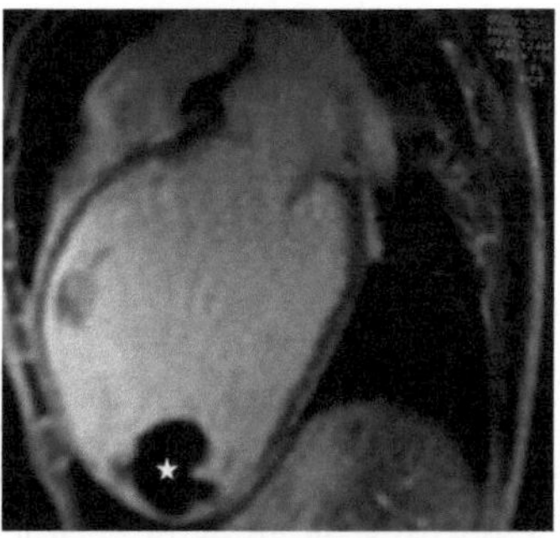

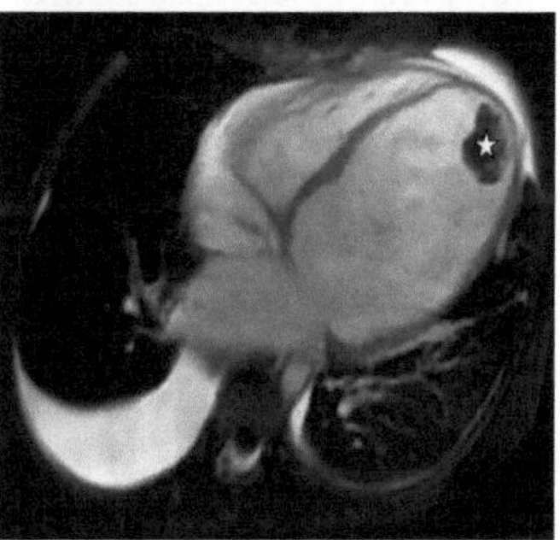

Figura 4: RM cardíaca após injeção de Gadolínio: corte longitudinal à esquerda e transversal à direita mostrando dois trombos intra-ventriculares esquerdos (*), um apical (22x16mm) e outro aderente à parede anterior do ventrículo esquerdo (25x6mm).

Cateterismo cardíaco :

Como exame invasivo, o cateterismo cardíaco é efectuado cada vez com menos frequência (7).

Biópsia cardíaca :

A biópsia endomiocárdica (BEM) é uma ferramenta de diagnóstico para avaliar o dano miocárdico e detetar a rejeição do enxerto após o transplante cardíaco (33, 34).

Embora tenha sido realizada com bastante frequência em adultos desde há alguns anos, a experiência pediátrica ainda não está generalizada, especialmente em bebés pequenos (35,36).

O seu principal objetivo é diferenciar entre miocardite viral ativa definida como evidência histológica de inflamação do miocárdio associada a uma PCR positiva na amostra de miocárdio e miocardite idiopática aguda definida pela presença de infiltrados inflamatórios no miocárdio associados a degeneração dos miócitos e necrose não isquémica com uma PCR negativa (35).

De acordo com Gesuete et al (37), a biópsia miocárdica é útil no caso de miocardite viral, uma vez que permite a realização de PCR do genoma viral na amostra, confirmando assim o diagnóstico e orientando o tratamento.

Por outro lado, Brighenti et al (38) relataram que o MEB permitiu um diagnóstico etiológico em 63% dos casos e contribuiu para uma adequação terapêutica em 29,2% dos casos. Nishikawa et al (39) demonstraram que o índice miocárdico, avaliado em função da presença de fibrose, variação do tamanho dos miócitos, desarranjo dos feixes musculares e infiltração de células mononucleares, era significativamente maior nas crianças do que nos adultos. A BEM não é isenta de riscos, uma vez que o doente está exposto a perfuração cardíaca, trombose, hemorragia ou perturbações do ritmo e da condução, especialmente quando realizada em bebés pequenos. Este risco varia de 12 a 15%, dependendo da série, atingindo 27% em bebés com menos de 6 meses de idade (38, 40).

AETIOLOGIAS

As CMDs em crianças representam um grupo heterogéneo de doenças com múltiplas etiologias unidas por uma apresentação clínica comum de um coração dilatado e pouco contrátil, geralmente acompanhado de insuficiência cardíaca (41).

A abordagem etiológica baseia-se, em primeiro lugar, numa entrevista bem orientada, seguida de um exame clínico exaustivo, com especial ênfase na pesquisa de lesões extra-cardíacas, e, por último, na utilização de exames complementares de alto rendimento.

No caso de qualquer DMC na criança, a primeira coisa a fazer é excluir causas secundárias, cujo diagnóstico é muitas vezes óbvio quando a criança tomou um medicamento tóxico (antraciclina), ou quando já está a ser monitorizada para uma anomalia valvular, coartação da aorta ou uma perturbação do ritmo, ou quando há sinais de isquémia do miocárdio no eletrocardiograma. (7) É também importante procurar um síndroma infecioso ou inflamatório, apontando para uma doença viral ou imunológica.

No entanto, a procura etiológica de uma DMC primária é muito mais difícil, mas pode ser orientada neste contexto pelos seguintes elementos anamnésicos e clínicos:

- A procura de casos semelhantes ou mortes numa idade precoce na família. A investigação familiar é um passo importante não só na abordagem etiológica, mas também no rastreio específico de outros membros da família e na proposta de aconselhamento genético aos pais relativamente ao risco de recorrência, o que só é possível quando a etiologia da cardiomiopatia é bem conhecida (12).
- A procura de lesões no músculo esquelético aponta para miopatias,

anomalias mitocondriais ou deficiência de carnitina.

- A procura de envolvimento extracardíaco para além do envolvimento muscular sugere citopatia mitocondrial ou outra doença metabólica generalizada (42-43).

A- Cardiomiopatias dilatadas secundárias :

1. Cardiomiopatia dilatada secundária a uma sobrecarga sistólica ou diastólica do coração:

É mais comum em neonatos e bebés jovens. A sobrecarga sistólica é secundária a uma obstrução do lado esquerdo representada pela coartação da aorta, estenose aórtica ou hipertensão arterial (14). A auscultação cardíaca, a palpação do pulso e a medição da pressão arterial são, por conseguinte, de grande importância para orientar o diagnóstico (7).

Por outro lado, shunts esquerda-direita de longa data, leaks mitrais ou aórticos e fístulas arteriovenosas podem ser responsáveis pela sobrecarga de volume diastólico, levando, em última instância, à DCM (14).

2. Cardiomiopatia dilatada secundária a uma anomalia coronária :

A forma mais comum é a malformação congénita da artéria coronária esquerda. Afecta geralmente crianças entre os 2 e os 5 meses de idade. O diagnóstico baseia-se no ECG, que deve ser realizado de forma sistemática na presença de qualquer DMC e que mostra sinais de necrose ou isquémia (onda Q em D1-VL, isquémia subendocárdica de V1 a V4). A ecografia com Doppler confirma a anomalia na origem da artéria coronária, mostrando uma artéria coronária direita dilatada e, sobretudo, um fluxo contínuo na artéria pulmonar onde se junta a artéria coronária esquerda (7). Outras anomalias mais raras podem ser responsáveis pela isquémia miocárdica que evolui para DCM: Atresia do óstio esquerdo, doença de Kawasaki com aneurismas trombosados, estenose ou obstrução completa de uma artéria coronária após reimplantação durante a cirurgia de transposição de grandes vasos, isquémia neonatal após asfixia perinatal e anemia falciforme (14).

3. Cardiomiopatia dilatada secundária a perturbações do ritmo ou da condução:

Trata-se, na maioria das vezes, de perturbações do ritmo auricular, como a taquististolia ou o flutter auricular, que podem manifestar-se no útero como hidropisia feto-placentária, ou aparecer após o nascimento como DMC hipocinética se a perturbação do ritmo não for detectada e tratada a tempo (6).

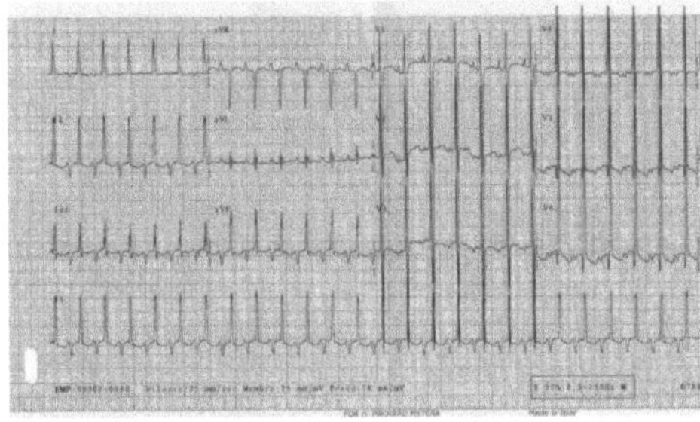

Figura 5: Taquicardia juncional no ECG de um bebé com CMD.

4. Cardiomiopatia dilatada secundária a um agente tóxico :

O diagnóstico é efectuado no contexto da quimioterapia com antraciclinas ou da radioterapia. A DMC pode aparecer anos após o fim da intoxicação (7, 14).

5. Miocardite

No diagnóstico etiológico de DMC em crianças, o diagnóstico de miocardite deve ser feito em primeiro lugar, devido à sua frequência, após eliminação de DMC secundárias e verificação da ausência de antecedentes familiares (7,11,12).

Afecta principalmente bebés e crianças e pode ser de origem infecciosa ou inflamatória. A miocardite infecciosa é sobretudo viral (Enterovírus, ParvoB19, HHV6, Adenovírus, CMV, EBV, HSV, vírus influenza) mas também bacteriana (Difteria, Tuberculose, Tifoide, Streptococcus A, Clamídia, Rickettsioses) ou parasitária (Toxoplasmose, quisto hidático) (7,44). A miocardite inflamatória, por outro lado, é mais rara em crianças, sendo observada principalmente em casos de febre reumática, lúpus eritematoso sistémico ou, ainda mais raramente, em casos de sarcoidose, síndrome de Churg Strauss ou doença celíaca (44,45). O espetro de apresentação clínica é muito amplo, variando desde um simples aumento das enzimas cardíacas até ao choque cardiogénico com perturbações graves do ritmo (7).

A dificuldade reside na diferenciação entre miocardite viral e inflamatória, com as consequentes diferenças de tratamento. A prova de infeção viral é difícil de obter, mesmo com a utilização de uma biópsia endomiocárdica não inócua e a técnica de amplificação do genoma viral (PCR) (7). A serologia viral tem pouco valor devido à frequência das infecções virais nas crianças, pelo que é necessário confirmar a seroconversão através da colheita de duas amostras com 15 dias de intervalo (46).

Daubeney et al (12) demonstraram que os resultados da identificação viral por PCR em amostras de traqueia se correlacionam bem com os obtidos em amostras de miocárdio ou do trato respiratório inferior. A base do tratamento é a gestão da insuficiência cardíaca aguda. O valor da terapia com corticosteróides e das infusões de venoglobulina foi estudado por algumas equipas, com resultados controversos (44,47). Do mesmo modo, não existem estudos que demonstrem um benefício claro das infusões antivirais (44). Finalmente, o prognóstico da miocardite é melhor do que o de outras causas de MCD, mas permanece imprevisível e apenas um terço dos casos evolui para recuperação com restituição ad integrum (7).

B- Cardiomiopatias primárias :

1. Doenças metabólicas :

A investigação metabólica é uma parte essencial da pesquisa etiológica da DMC em crianças, particularmente para procurar a deficiência de L-carnitina, que é uma doença metabólica que pode ser curada através do fornecimento de L-carnitina (7). No miocárdio, a carnitina é essencial para a beta oxidação dos ácidos gordos, fonte de energia para os cardiomiócitos (48). Níveis de carnitina livre no plasma inferiores a 20 µmol/L ou níveis de carnitina total inferiores a 30 µmol/L indicam uma deficiência de carnitina (6). Outras doenças metabólicas que podem ser responsáveis pela DCM são outras anomalias da oxidação dos ácidos gordos e citopatias mitocondriais (deficiências da cadeia respiratória). A prevalência de anomalias metabólicas na DCM varia de 4 a 11%, consoante o estudo (1,2,12). Towbin et al (1) referiram que, entre os doentes com DMC de origem metabólica, 46% tinham citopatia mitocondrial, 24% tinham síndrome de Barth e 11% tinham deficiência primária de carnitina. A procura de uma anomalia metabólica nem sempre é fácil, e algumas das chamadas DMC idiopáticas escondem, de facto, um erro inato do metabolismo (49).

2. Formas familiares ou genéticas

As formas familiares de CMD caracterizam-se por uma grande heterogeneidade, tanto genotípica como fenotípica. A sua frequência tem aumentado nos últimos anos com os avanços da biologia molecular, afectando até 20-35% das DMC (2, 50). Por conseguinte, é essencial realizar uma investigação familiar, incluindo uma árvore genealógica, no caso de qualquer DMC numa criança com um familiar afetado (7). Além disso, Nugent et al (10) demonstraram que as crianças com DMC familiar são significativamente mais jovens do que as crianças com DMC não familiar. A hereditariedade pode ser autossómica dominante, autossómica recessiva, ligada ao X ou mitocondrial, ou seja, exclusivamente materna (2). A forma autossómica dominante é a mais comum. Os dois primeiros genes envolvidos na DMC familiar são o gene que codifica a actina cardíaca e o gene que codifica a distrofina (51). O gene que codifica a actina cardíaca é o primeiro gene envolvido nas formas autossómicas dominantes da doença (52). Dependendo da localização cromossómica deste gene e do tipo de mutação, a DMC pode ser isolada ou associada a perturbações do ritmo ou da condução ou ao prolapso da válvula mitral (52,53).

Em contrapartida, a forma de DMC ligada ao X deve-se a deleções, duplicações ou mutações pontuais localizadas no gene da distrofina (51). Estas distrofinopatias são representadas principalmente pelas miopatias de Duchenne e de Becker, pelas miopatias de Emery-Dreifus, pelas distrofias musculares das cinturas dos membros, pela síndrome de Barth e pela ataxia de Friedreich (51). O diagnóstico de DMC secundária a doenças neuromusculares foi efectuado em 26% dos casos no estudo de Towbin et al (1).

Desde então, vários genes têm sido implicados na DMC infantil. Trata-se de genes que codificam proteínas estruturais (tafazzina, dsarcoglicanos), proteínas de filamentos intermédios (desmina) (54), proteínas da membrana nuclear (emerina, laminas A/C) e proteínas sarcoméricas (MYBPC3, MYH7, TNNT2, TNNI3, TPM1) (55-56).

Muito recentemente, Zhang et al (57) demonstraram que o polimorfismo do gene LGAL 3, que codifica a proteína Galectina-3, que desempenha um papel importante na modulação da inflamação e fibrose cardíacas, pode estar associado à suscetibilidade à DMC numa população chinesa.

COBERTURA

O tratamento da DMC em crianças inclui o tratamento da insuficiência cardíaca, terapias específicas para cada etiologia e o transplante cardíaco na fase final da doença.

Tratamento da insuficiência cardíaca :

Os principais objectivos do tratamento da insuficiência cardíaca são a redução da congestão pulmonar através da prescrição de diuréticos, o aumento da contratilidade do miocárdio através de inotrópicos e a redução da pós-carga através de vasodilatadores.

- **Medidas gerais :**

O controlo nutricional é extremamente importante em crianças com insuficiência cardíaca. A ingestão de calorias deve ser de 150 kcal/kg/dia, com uma ingestão de proteínas de 1,2 a 1,5 g/kg/dia (58). A ingestão básica de líquidos deve ser suficiente, mas não deve exceder 75 a 100 ml/kg/dia, enquanto a ingestão de sal deve ser reduzida para menos de 2 mEq/kg/dia e a ingestão de potássio deve ser ajustada de acordo com os resultados do ionograma sanguíneo, especialmente se for prescrito tratamento diurético (6).

- **Diuréticos:**

São a primeira linha de tratamento da insuficiência cardíaca em crianças. Os diuréticos de alça são os mais utilizados (59). A furosemida pode ser prescrita de forma descontínua numa dose de 1-2mg/Kg / 6-12 horas, mas é mais aconselhável prescrevê-la de forma contínua numa dose de 0,1 a 0,4mg/Kg/hora (58).

Em caso de prescrição prolongada e, sobretudo, em caso de não resposta aos diuréticos de ansa, é útil um diurético tiazídico, que actua na parte distal do túbulo renal (59). A prescrição de um diurético pode ser complicada por distúrbios hidroelectrolíticos (hiponatremia, hipocalemia, hipocloremia e alcalose metabólica), que devem ser investigados e corrigidos o mais rapidamente possível (58,59). A associação de antialdosterona (espironolactona na dose de 1-2mg/Kg/dia) ajuda a combater o hiperaldosteronismo secundário e a poupar potássio (59, 6).

- **Vasodilatadores: Inibidores da enzima de conversão (IECs):** Os inibidores da ECA têm um efeito vasodilatador misto, reduzindo a pós-carga e a pré-carga. Também combatem o desenvolvimento de hipertrofia miocárdica e vascular (6). Todos estes efeitos contribuíram para que os inibidores da ECA se tornassem uma pedra angular no tratamento da insuficiência cardíaca infantil, reduzindo os sintomas e melhorando a sobrevivência (60).

O captopril é o inibidor da ECA mais amplamente estudado em crianças. Pode ser utilizado em recém-nascidos (0,4-1,6 mg / kg / dia em 3 doses divididas) e lactentes (0,5-4 mg / kg / dia em três doses divididas). O enalapril pode ser proposto para crianças com mais de 2 anos de idade (0,1-0,5 mg/kg/dia em duas doses) (59). Os efeitos adversos dos inibidores da ECA podem incluir hipotensão, comprometimento reversível da função renal, edema, tosse e hipercaliemia.

(59). Além disso, de acordo com as últimas recomendações da Sociedade Internacional de Transplantação de Coração e Pulmão, os bloqueadores dos receptores da angiotensina estão reservados para as crianças que não toleram bem os inibidores da ECA (60).

- **Beta-bloqueadores:**

Os beta-bloqueadores eram anteriormente completamente contra-indicados na insuficiência cardíaca, mas são agora amplamente prescritos em adultos, uma vez que demonstraram melhorar a fração de ejeção, retardar a progressão da doença e reduzir a incidência de morte súbita (6). Actuam contrariando os efeitos deletérios da estimulação crónica do sistema simpático (6, 58). Estudos recentes têm apoiado o efeito benéfico dos β-bloqueadores em crianças sintomáticas com disfunção sistólica do VE. O tratamento deve ser iniciado com uma dose baixa num lactente hemodinamicamente estável que já esteja a ser tratado com diurético e inibidor da ECA em doses fixas, sendo depois a dose gradualmente aumentada (6,60, 61,62).

O carvedilol é o beta-bloqueador mais estudado. A sua dose inicial é de 0,05 mg / kg / dose (duas vezes por dia) e é aumentada para 0,4-0,5 mg / kg / dose (duas vezes por dia), duplicando a dose de quinze em quinze dias, sob controlo rigoroso da pressão arterial, da frequência cardíaca e da tolerância hemodinâmica. O metoprolol (0,1-0,2 mg / kg / dose duas vezes por dia e aumentado para 1 mg / kg / dose duas vezes por dia) ou o bisoprolol podem ser utilizados como alternativa ao carvedilol (58).

- **Inotrópicos :**

Os inotrópicos mais utilizados na insuficiência cardíaca aguda e m crianças são a dopamina, a dobutamina e a milrinona, apesar da ausência de ensaios controlados e aleatorizados que confirmem o seu benefício na sobrevivência das crianças. (59). Assim, a sua prescrição está limitada à fase aguda, sobretudo nos casos de miocardite, não estando indicados no tratamento da insuficiência cardíaca crónica, mesmo na espera de um transplante (60). A dopamina e a dobutamina podem ser prescritas na dose de 5-20 microg/Kg/minuto (59). A epinefrina e a norepinefrina podem ser prescritas, mas à custa de um aumento do consumo de oxigénio pelo miocárdio e do risco de perturbações do ritmo (58).

A milrinona, um inibidor da fosfodiesterase, é um inotrópico e um vasodilatador periférico. Hoffman et al (63) demonstraram o seu efeito benéfico na manutenção do débito cardíaco em crianças submetidas a cirurgia por doença cardíaca congénita. A dose de carga é de 25-50 microg/Kg/minuto, seguida de uma dose de manutenção de 0,25-1 microg/Kg/minuto. O levosimendan é outro inotrópico e vasodilatador periférico atualmente em estudo, cujos efeitos são considerados promissores por alguns autores (64,65). A digoxina continua a ser recomendada pela International Society of Heart and Lung Transplantation para aliviar os sintomas em crianças com transplante de coração e pulmão. insuficiência cardíaca (60). Está contra-indicada em bebés prematuros, na insuficiência renal e na miocardite aguda. É geralmente prescrito por via oral sem uma dose de carga (8-10 microg/Kg/dia). É necessária uma redução da dose quando combinada com Carvedilol ou Amiodarona, tendo como objetivo um nível sérico de 0,5-0,9 ng/ml (66). Além disso, os distúrbios hidro-electrolíticos, como a hipocaliemia e a hipomagnesemia, devem ser investigados e rapidamente corrigidos para evitar a potenciação da sua toxicidade e o desenvolvimento de perturbações do ritmo (59).

- **Anticoagulantes :**

A anticoagulação com heparina ou varfarina é recomendada em doentes com CMD complicada por um trombo intra-cavitário, ou em casos de história de tromboembolismo ou arritmia completa devido a fibrilhação auricular com uma fração de ejeção inferior a 25% (60). A anticoagulação foi prescrita em 19% dos casos no estudo de Towbin et al (1), e em 13,7% do estudo de Daubeney et al (12).

- **Assistência extracardíaca :**

A oxigenação extra-cardíaca por membrana (ECMO) é amplamente utilizada em casos de paragem cardiorrespiratória. Pode também ser utilizada em caso de falha do tratamento médico, enquanto se aguarda um transplante cardíaco ou uma recuperação em caso de etiologia suscetível de ser curada (58,59). Melhora a sobrevida, mas também pode levar a algumas complicações graves, como infeção, hemorragia e trombose (67).

No entanto, estudos retrospectivos demonstraram que a sobrevida após ECMO indicada para miocardite grave ou outra cardiomiopatia, quer aguardando cura ou transplante, não ultrapassou os 65%, com aumento da mortalidade em lactentes ou quando a duração da utilização ultrapassou os 14 dias. (68, 69, 70,71).

Além disso, Almond et al (70) relataram que 17% das crianças submetidas à ECMO desenvolveram complicações neurológicas. Por outro lado, a implantação de um dispositivo de assistência ventricular esquerda (VAD) está mais indicada em bebés e no caso de um período de espera mais longo. Infelizmente, esta técnica não é isenta de riscos, com uma elevada taxa de mortalidade (72,73). Foram relatadas complicações como infeção, hemorragia mediastinal e acidente vascular cerebral (74,75). Schranz et al (76) relataram uma nova indicação para um método antigo, que é a bandagem da artéria pulmonar em pacientes com CMD com função ventricular direita preservada, permitindo a correção da posição do septo interventricular, com melhora precoce da contratilidade e recuperação progressiva da fração de ejeção. Esta é uma técnica promissora que pode substituir a assistência mecânica. O manejo pós-operatório é simples, mas são necessários mais estudos para avaliar os resultados a longo prazo, identificar os efeitos adversos associados à sobrecarga de pressão do ventrículo direito e especificar o momento ideal para qualquer decerclagem (67).

- **Perspetiva terapêutica :**

Sian Pincott et al (77) demonstraram, num ensaio aleatório controlado, que a injeção de células estaminais nas artérias coronárias era uma técnica segura e eficaz em crianças com DCM. O volume do ventrículo esquerdo foi significativamente reduzido 6 meses após a injeção de células estaminais, em comparação com o placebo, reflectindo a remodelação do miocárdio.

Terapias específicas :

Os tratamentos específicos para cada etiologia dizem respeito principalmente às CMD secundárias, essencialmente o tratamento de uma perturbação do ritmo ou da condução, o tratamento cirúrgico de uma cardiopatia obstrutiva ou com um shunt importante, sem esquecer o défice de L-carnitina, que é praticamente a única CMD primária que beneficia de uma terapia de substituição (59). Moriguchi et al (78) relataram a eficácia da troca de plasma em casos de CMD de origem autoimune.

Transplante de coração :

Está indicada na fase final da insuficiência cardíaca. No entanto, é frequentemente dificultado pela escassez de dadores e de centros de referência. É certo que melhora a sobrevida dos doentes, mas, como todos os transplantes, pode estar repleto de complicações, como infecções virais, rejeição aguda, hipertensão arterial, insuficiência renal, vasculite do aloenxerto e síndromes linfoproliferativas (58,59).

O PROGNÓSTICO

A evolução da DMC e os factores de prognóstico variam consideravelmente de um estudo para outro. Por conseguinte, é difícil estabelecer um prognóstico exato. A taxa de sobrevivência aos 5 anos varia entre 20 e 84%, dependendo do estudo (79,80). A idade da criança no momento do diagnóstico foi estudada como um fator de risco em vários estudos. Daubeney (12) e Gesuete (37) referem nos seus estudos que os doentes com idade superior a 5 anos têm uma evolução desfavorável com elevado risco de morte ou de recurso a transplante cardíaco. Da mesma forma, Towbin et al (1) demonstraram que a DCM é significativamente mais frequente no primeiro ano de vida, mas tem um mau prognóstico em crianças mais velhas. A insuficiência cardíaca grave com um índice de encurtamento baixo que requer o uso de inotrópicos é um fator de mau prognóstico. (2,12, 37) Outro fator prognóstico importante é a etiologia da DCM. A DCM familiar tem frequentemente um mau prognóstico, enquanto a miocardite viral tem um prognóstico mais favorável (12, 37, 81).

CONCLUSÃO

A CMD é a cardiomiopatia mais comum nas crianças. A sua incidência é difícil de estimar, sendo necessária a criação de registos nacionais. Em todos os casos de CMD em crianças, deve ser excluída primeiro a CMD secundária, seguida de investigação metabólica e genética, que é frequentemente difícil e exigente. Apesar dos avanços no diagnóstico e tratamento, o prognóstico da DMC infantil continua a ser mau. No final desta revisão das DMC da criança, e na ausência de qualquer elemento de orientação, é proposto um algoritmo de decisão para a investigação etiológica (Figura 6).

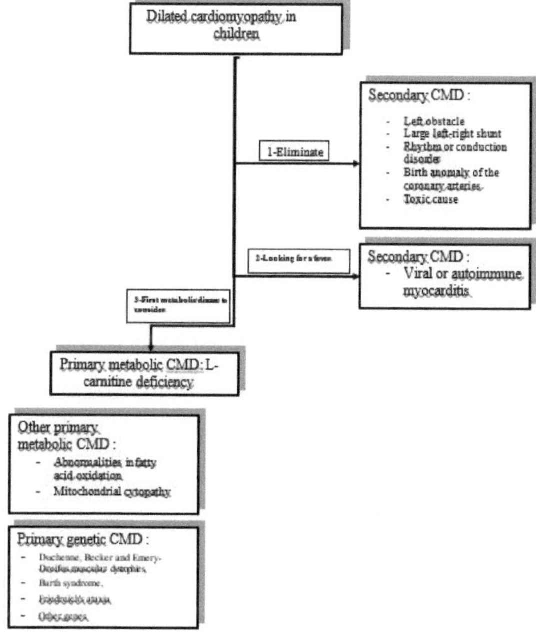

Figura 6: Algoritmo de tomada de decisão para o diagnóstico etiológico da DMC em crianças

BIBLIOGRAFIA

1. Towbin JA, Lowe AM, Colan SD, Sleeper LA, Orav EJ, Clunie S et al: Incidence, Causes, and Outcomes of Dilated Cardiomyopathy in Children (Incidência, Causas e Resultados da Cardiomiopatia Dilatada em Crianças). JAMA. 2006; 296 (15):1867-1876.

2. Williams GD, Hammer GB. Cardiomiopatia na infância. Curr Opin Anesthesiol. 2011; 24:289-300.

3. Richardson P, McKenna W, Bristow M, Maisch B, Mautner B, O'Connell J, et al. Relatório do grupo de trabalho da Organização Mundial de Saúde / Sociedade Internacional e Federação de Cardiologia de 1995 sobre a definição e classificação das cardiomiopatias. Circulation 1996;93:841- 842.

4. Maron BJ, Towbin JA, Thiene G, Antzelevitch C, Corrado D, Arnett D, et al. American Heart Association; Council on Clinical Cardiology, Heart Failure and Transplantation Committee; Quality of Care and Outcomes Research and Functional Genomics and Translational Biology Interdisciplinary Working Groups; Council on Epidemiology and Prevention. Contemporary definitions and classification of the cardiomyopathies: an American Heart Association Scientific Statement from the Council on Clinical Cardiology, Heart Failure and Transplantation Committee; Quality of Care and Outcomes Research and Functional Genomics and Translational Biology Interdisciplinary Working Groups; and Council on Epidemiology and Prevention. Circulation. 2006;113:1807-1816.

5. Elliott P, Andersson B, Arbustini E, Bilinska Z, Cecchi F, Charron P et al. Classificação das cardiomiopatias: uma declaração de posição

do Grupo de Trabalho da Sociedade Europeia de Cardiologia sobre Doenças do Miocárdio e do Pericárdio. Eur Heart J. 2008; 29:270-276.

6. Thambo JB, Dos Santos P e Choussat A. Heart failure in infants and newborns. Encycl Méd Chir (Editions Scientifiques et Médicales Elsevier SAS, Paris, todos os direitos reservados), Cardiology, 11-940- B-30, 2002, 15 p.

7. Sidi D e Bonnet D. Myocardial disease in children. Encycl Méd Chir (Editions Scientifiques et Médicales Elsevier SAS, Paris, todos os direitos reservados), Pediatrics, 4-071-A-41, Cardiology, 11-022-A-10, 2000, 11 p.

8. Lipshultz SE, Sleeper LA, Towbin JA, Lowe AM, Orav EJ, Cox GF et al. The incidence of pediatric cardiomyopathy in two regions of the United States. N Engl J Med. 2003;348:1647- 1655.

9. Arola A, Jokinen E, Ruuskanen O, Saraste M, Pesonen E, Kuusela AL, et al. Epidemiologia das cardiomiopatias idiopáticas em crianças e adolescentes: um estudo a nível nacional na Finlândia. Am J Epidemiol. 1997; 146:385-393.

10. Nugent AW, Daubeney PE, Chondros P, Carlin JB, Cheung M, Wilkinson LC et al. A epidemiologia da cardiomiopatia infantil na Austrália. National Australian Childhood Cardiomyopathy Study. N Angl Med. 2003 Apr 24; 348(17): 1639-46.

11. Oh JH, Hong YM, Choi JY, Kim SJ, Jung JW, Sohn SI et al. Cardiomiopatias idiopáticas em crianças coreanas. -9 Year Korean Multicenter Study. Circ J. 2011; 75(9):2228-34.

12. Daubeney PE , Nugent AW, Chondros P, Carlin JB, Colan SD, Cheung M et al. Caraterísticas clínicas e resultados da cardiomiopatia dilatada infantil: resultados de um estudo nacional de base

populacional. Circulation. 2006 Dec 12; 114(24):2671-8.

13. Lamberti A, Fermont L, Batisse A. Cardiomiopatias não obstrutivas idiopáticas em crianças. Ann Pédiat.1981; 18 :152-156.

14. Batisse A. Cardiologia Pédiatrica Prática. 2002. p : 178-179.

15. Curtiss C, CohnJN, Vrobel T, Franciosa JA. Role of the reninangiotensin system in the systemic vasoconstriction of chronic congestive heart failure. Circulation 1978;58:763-770.

16. Dzau VJ. Moduladores locais de contratilidade e crescimento no miocárdio. Clin Cardiol 1993; 16 (5 suppl 2): II5-II9.

17. Fifer MA, Molina CR, Quiroz AC, Giles TD, Herrmann HC, De Scheerder IR et al. Efeitos hemodinâmicos e renais do péptido natriurético atrial na insuficiência cardíaca congestiva. Am J Cardiol 1990; 65: 211-216.

18. Iacob D, Butnariu A, Leucuţa DC, Samaşca G, Deleanu D, Lupan I. Avaliação de NTproBNP em crianças com insuficiência cardíaca com menos de 3 anos de idade. Rom J Intern Med. 2017 Jun 1;55(2):69-74.

19. Şahin M, Portakal O, Karagöz T, Hasçelik G, Özkutlu S. Desempenho diagnóstico das medições de bnp e nt-probnp em crianças com insuficiência cardíaca com base em defeitos cardíacos congénitos e cardiomiopatias. Clin biochem 2010; 43:1278-1281.

20. Harmon WG, Sleeper LA, Cuniberti L, Messere J, Colan SD, Orav EJ et al. Tratamento de crianças com cardiomiopatia dilatada idiopática (Do Registo de Cardiomiopatia Pediátrica). Am J Cardiol. 2009; 104:281-6.

21. Lamberti. A, Ferment L, Batisse A. Miocardiopatias não obstrutivas idiopáticas em crianças. Ann Pedia 1981;285 :366-69.

22. Greenwood RO, Nadas AS, Fyler DC. The clinical course of

primary myocardial disease in infants and children. Am Heart J 1976; 5: 549-60.

23. Pettersen MD. Cardiomiopatias comumente encontradas na adolescência e sua apresentação. Pedia Clin North Am. 2014; 61:173-86.

24. Han YY1, Zhai SB, Sun JH, Nie S, Yin FY. Análise clínica de 68 casos de cardiomiopatia dilatada infantil. Zhongguo Dang Dai Er Ke Za Zhi (2011 Feb), 13(2):135-7.

25. Lopez L, Colan SD, Frommelt PC, Ensing GJ, Kendall K, Younoszai AK, et al. Recomendações para métodos de quantificação durante a realização de um ecocardiograma pediátrico: um relatório do Grupo de Redação de Medidas Pediátricas do Conselho de Doenças Cardíacas Pediátricas e Congénitas da Sociedade Americana de Ecocardiografia. J Am SocEchocardiogr. (2010), 23:465-495.

26. Selamet Tierney ES, Hollenbeck-Pringle D, Lee CK, Altmann K, Dunbar-Masterson C, Golding F et al. Reprodutibilidade das medições da dimensão versus volume do ventrículo esquerdo em pacientes pediátricos com cardiomiopatia dilatada. Circ Cardiovasc Imaging. (2017 Nov),10(11).pii:e006007.

27. D'Oronzio U, Senn O, Biaggi P, Gruner C, Jenni R, Tanner FC, et al. Avaliação do coração direito por ecocardiografia: o género e o tamanho do corpo são importantes. J Am Soc Echocardiogr. (2012), 25:1251-1258.

28. Agha HM, Ibrahim H, El Satar IA, El Rahman NA, El Aziz DA, Salah Z et al. Ventrículo direito esquecido na cardiomiopatia dilatada pediátrica. Pediatr Cardiol (abril de 2017), 38(4):819-827.

29. Zhang Y, He L, Cai J, Lv T, Yi Q, Xu Y. Medidas em Pacientes Pediátricos com Cardiomiopatias: Comparação da Ressonância

Magnética Cardíaca e Ecocardiografia. Cardiology (2015), 131(4):245-50.
30. Liu G, Yang X, Su Y, Xu J, Wen Z. Achados de ressonância magnética cardiovascular em crianças com miocardite. Chin Med J (Engl). (2014), 127(21):3700-5.
31. Raimondi F , Iserin F , Raisky O , Laux D , Bajolle F , Boudjemline Y. A inflamação do miocárdio na ressonância magnética cardiovascular prevê a recuperação da função ventricular esquerda em crianças com cardiomiopatia dilatada recente. Eur Heart J Cardiovasc Imaging (2015 Jul), 16(7):756-62.
32. Etesami M, Gilkeson RC, Rajiah P. Utilidade do realce tardio com gadolínio na ressonância magnética cardíaca pediátrica. Pediatr Radiol.2016; 46:1096-113.
33. Daly KP, Marshall AC, Vincent JA, Zuckerman WA, Hoffman TM, Canter CE, et al. A biópsia endomiocárdica e a angiografia coronária selectiva são procedimentos de baixo risco em receptores pediátricos de transplante cardíaco: Resultados de uma experiência multicêntrica. J Heart Lung Transplant (2012), 31:398-409.
34. Leone O, Veinot JP, Angelini A, Baandrup UT, Basso C, Berry G et al . Declaração de consenso de 2011 sobre biópsia endomiocárdica da Associação Europeia de Patologia Cardiovascular e da Sociedade de Patologia Cardiovascular. Cardiovasc Pathol (2012), 21:245-274.
35. Caforio AL, Pankuweit S, Arbustini E, Basso C, Gimeno-Blanes J, Felix SB, et al. Grupo de Trabalho da Sociedade Europeia de Cardiologia sobre Doenças do Miocárdio e do Pericárdio. Estado atual dos conhecimentos sobre etiologia, diagnóstico, gestão e terapia da miocardite: Uma declaração de posição do Grupo de Trabalho da

Sociedade Europeia de Cardiologia sobre Doenças do Miocárdio e do Pericárdio. Eur Heart J (2013),34:2636-2648. 2648a-2648d.

36. Ghelani SJ, Spaeder MC, Pastor W, Spurney CF, Klugman D. Demografia, tendências e resultados em miocardite aguda pediátrica nos Estados Unidos, 2006 a 2011. Circ Cardiovasc Qual Outcomes 2012; 5:622-627.

37. Gesuete V, Ragni L, Prandstraller D, Oppido G, Formigari R, Gargiulo GD et al. Cardiomiopatia dilatada que se apresenta na infância: etiologia, abordagem diagnóstica e evolução clínica. Cardiology in the Young (2010), 20:680-685.

38. Brighenti M, Donti A, Gagliardi MG, Maschietto N, Marini D, Lombardi M et al. Segurança da biópsia endomiocárdica e rendimento clínico na miocardite pediátrica: Uma Perspetiva Italiana. Cateterismo e Intervenções Cardiovasculares (2016), 87: 762-767.

39. Nishikawa T, Uto K, Kanai S, Oda H, Kawamura S, Nakanishi T. Aspectos histopatológicos da biopsia cardíaca em doentes pediátricos com cardiomiopatia dilatada. Pediatrics International (2011), 35: 350-353.

40. Zhorne D, Petit CJ, Ing FF, Justino H, Jefferies JL, Dreyer WJ et al. Uma experiência de 25 anos de segurança de biópsia endomiocárdica em bebés. Catheter Cardiovasc Interv (2013), 82:797-801.

41. Bostan OM, Cil E. Cardiomiopatia dilatada na infância: caraterísticas prognósticas e resultados. Ata Cardiol (2006), 61: 169-174.

42. Kelly DP, Strauss AW. Inherited cardiomyopathies. NEngl J Med (1994), 330: 913-919.

43. Sidi D, Munnich A. Cardiopediatria e genética: uma colaboração

que começa a dar frutos. Editorial. Arch Pédiatr (1994), 1: 458-462.

44. rochu JN, Piriou N, Toquet C, Bressollette C, Valleix F, Le Tourneau T, et al. Myocarditis. La Revue de médecine interne (2012), 33: 567-574.

45. De Bem RS, Da Ro Sa Utiyama SR, Nisihara RM, Fortunato JA, Tondo JA, Carmes ER et al. Prevalência de doença celíaca em pacientes brasileiros com cardiomiopatia dilatada. Dig Dis Sci (2006), 51:1016-9.

46. Mahfoud F, Gärtner B, Kindermann M, Ukena C, Gadomski K, Klingel K, et al. Serologia do vírus em doentes com suspeita de miocardite: utilidade ou futilidade. Eur Heart J (2011), 32:897-903.

47. Blauwet LA, Cooper LT. Miocardite. Prog Cardiovasc Dis 2010; 52:274-88.

48. Amat di Sanfilipo C, Taylor MRG, Mestroni L, Botto LD, Longo N. Cardiomiopatia e deficiência de carnitina. Mol Gen Metab 2008; 94: 162- 6.

49. Shaw T, Elliiott P, Mckenna WJ. Cardiomiopatia dilatada: doença geneticamente heterogénea. Lancet 2002; 360: 654-5.

50. Richard P, Fressart V, Charron P, Hainque B. Genetics of hereditary cardiomyopathies (Genética das cardiomiopatias hereditárias). Pathologie Biologie 58 (2010) 343-352.

51. Tesson F, Charron P, Schwartz K, Komajda M. Génétique des cardiomyopathies dilatées. médecine/sciences. 1999 ; 15 : 369-75.

52. Olson TM, Michels VV, Thibodeau SN, Tai YS, Keating MT. Mutações da actina na cardiomiopatia dilatada, uma forma hereditária de insuficiência cardíaca. Science 1998; 280: 750-2.

53. Bowles KR, Gajarski R, Porter P, Goytia V, Bachinski L, Roberts R, et al. Mapeamento genético da cardiomiopatia dilatada autossómica

dominante familiar para o cromossoma 10q21-23. J Clin Invest 1996; 98: 1355-60.
54. Li D, Tapscoft T, Gonzalez O, Burch P, Quin˜ones M, Zoghbi W et al. Desmin mutation responsible for idiopathic dilated cardiomyopathy. Circulation 1999;100(5):461-4.
55. Villard E, Duboscq-Bidot L, Charron P, Benaiche A, Conraads V, Sylvius N, et al. Mutation screening in dilated cardiomyopathy: prominent role of the beta myosin heavy chain gene. Eur Heart J 2005;26(8):794-803.
56. Watkins H. Genetic clues to disease pathways in hypertrophic and dilated cardiomyopathies. Circulation 2003; 107(10):1344-6.
57. Zhang Y, Wang Y, Zhai M, Gan T, Zhao X, Zhang R et al. Influência dos polimorfismos do gene LGALS3 na suscetibilidade e no prognóstico da cardiomiopatia dilatada numa população chinesa do norte da China Han. Gene. 2018 Feb 5;642:293-298.
58. Masarone D, Valente F, Rubino M, Vastarella R , Gravino R, Rea A et al. Pediatric Heart Failure: A Practical Guide to Diagnosis and Management. Pediatr Neonatol. 2017 Aug;58(4):303-312.

M. Jayaprasad N. Insuficiência cardíaca em crianças. Heart Views 2016;17:92-9.Kirk R, Dipchand AI, Rosenthal DN, Addonizio L, Burch M, Chrisant The international Society for Heart and Lung Transplantation Guidelines for the management of pediatric heart failure: executive summary. J Heart Lung Transplant. 2014 Sep;33(9):888-909.

59. Hussey AD, Weintraub RG. Tratamento medicamentoso da insuficiência cardíaca em crianças: foco nas recomendações recentes das Diretrizes ISHLT para o Gerenciamento da Insuficiência Cardíaca

Pediátrica. Medicamentos Pediátricos 2016;18:89e99.
60. Alabed S, Sabouni A, Al Dakhoul S, Bdaiwi Y, Frobel-Mercier AK. Beta-bloqueadores para insuficiência cardíaca congestiva em crianças. Cochrane Database Syst Rev 2016;(1):CD007037.
61. Hoffman TM, Wernovsky G, Atz AM, Kulik TJ, Nelson DP, Chang AC, et al. Eficácia e segurança da milrinona na prevenção da síndrome de baixo débito cardíaco em bebés e crianças após cirurgia corretiva de doença cardíaca congénita. Circulation 2003;107: 996-1002.
62. Egan JR, Clarke AJ, Williams S, Cole AD, Ayer J, Jacobe S, et al. Levosimendan para baixo débito cardíaco: Uma experiência pediátrica. J Intensive Care Med 2006;21:183-7.
63. Rognoni A, Lupi A, Lazzero M, Bongo AS, Rognoni G. Levosimendan: da ciência básica aos ensaios clínicos. Recent Pat Cardiovasc Drug Discov 2011;6:9e15.
64. Ratnapalan S, Griffiths K, Costei AM, Benson L, Koren G. Digoxin- carvedilol interactions in children. J Pediatr 2003;142:572-4.
65. Mets G, Panzer J, De Wolf D, Bové T. Uma estratégia alternativa para ponte para transplante / recuperação em crianças pequenas com cardiomiopatia dilatada. Pediatr Cardiol (2017) 38:902-908.
66. Cooper DS, Jacobs JP, Moore L, Stock A, Gaynor JW, Chancy T et al Cardiac extracorporeal life support: state of the art in 2007. Cardiol Young (2007) 17 (Suppl 2):104-115.
67. Gournay V, Hauet Q (2014) Suporte circulatório mecânico para bebés e crianças pequenas. Arch Cardiovasc Dis 107(6-7):398-405.
68. Almond CS, Singh TP, Gauvreau K, Piercey GE, Fynn-Thompson F, Rycus PT et al. Extracorporeal membrane oxygenation for bridge to heart transplantation among children in the United States: analysis of

data from the organ procurement and transplant network and extracorporeal life support organization registry. Circulation (2011) 123(25):2975-2984.

69. Merrill ED, Schoeneberg L, Sandesara P, Molitor-Kirsch E, O'Brien J Jr, Dai H et al. Outcomes after prolonged extracorporeal membrane oxygenation support in children with cardiac disease-extracorporeal life support organization registry study. J Thorac Cardiovasc Surg (2014) 148(2):582-588.

70. Almond CS, Morales DL, Blackstone EH, Turrentine MW, Imamura M, Massicotte MP et al. Dispositivo de assistência ventricular pediátrico Berlin Heart EXCOR para ponte para transplante cardíaco em crianças dos EUA. Circulação (2013) 127(16):1702-1711.

M. Zafar F, Castleberry C, Khan MS, Mehta V, Bryant R 3rd, Lorts A et al. Mortalidade em lista de espera para transplante cardíaco pediátrico na era dos dispositivos de assistência ventricular. J Heart Lung Transplant (2015) 34(1):82-88. Brancaccio G, Amodeo A, Ricci Z, Morelli S, Gagliardi MG, Iacobelli R et al. Dispositivo de assistência mecânica como ponte para o transplante cardíaco em crianças com menos de 10 quilogramas. Ann Thorac Surg(2010) 90(1):58-62 Karimova A, Van Doorn C, Brown K, Giardini A, Kostolny M, Mathias M et al. Mechanical bridging to orthotopic heart transplantation in children weighing less than 10 kg: feasibility and limitations. Eur J Cardio-Thorac Surg (2011) 39(3):304-309. Schranz D, Rupp S, Muller M, Schmidt D, Bauer A, Valeske K et al. Bandagem da artéria pulmonar em bebés e crianças pequenas com cardiomiopatia dilatada do ventrículo esquerdo: uma nova estratégia terapêutica antes do transplante cardíaco. J Heart Lung Transplant (2013) 32(5):475-481. Pincott ES, Ridout D, Brocklesby M, McEwan A, Muthurangu V, Burch Um estudo aleatório de células estaminais autólogas derivadas da medula óssea na cardiomiopatia pediátrica. J Heart Lung Transplant. 2017 Aug; 36(8):837-844.

71. Moriguchi T, Koizumi K, Matsuda K, Harii N, -Goto J, Harada D et al. A troca de plasma para os pacientes com cardiomiopatia dilatada em crianças é segura e eficaz na melhoria da função cardíaca e das actividades diárias. J Artif Organs (2017) 20:236-243.

72. Lewis AB, Chabot M. Outcome of infants and children with dilated cardiomyopathy (Resultados em bebés e crianças com cardiomiopatia dilatada). Am J Cardiol. 1991;68:365-369.

73. Tsirka AE, Trinkaus K, Chen SC, Lipshultz SE, Towbin JA, Colan SD, et al. Melhoria dos resultados da cardiomiopatia dilatada pediátrica com a utilização de transplante cardíaco. J Am Coll Cardiol. 2004;44:391-397.

74. Alexander PM1, Daubeney PE, Nugent AW, Lee KJ, Turner C, Colan SD et al. Long-Term Outcomes of Dilated Cardiomyopathy Diagnosed During Childhood Results From a National Population-Based Study of Childhood Cardiomyopathy. Circulation. 2013 Oct 29;128(18):2039-46

RESUMO

A CMD é a cardiomiopatia mais comum em crianças. A sua incidência é difícil de estimar e requer a criação de registos nacionais. Os dados epidemiológicos mostram que é mais comum em bebés, no sexo masculino e na raça negra. A procura de consanguinidade parental ou de um familiar afetado é uma parte importante da história. Clinicamente, apresenta-se geralmente como uma insuficiência cardíaca aguda. A ecografia cardíaca confirma o diagnóstico ao mostrar um coração dilatado que se contrai mal. A ressonância magnética cardíaca é uma ferramenta poderosa que não só confirma o diagnóstico, mas também orienta a busca da causa e prevê o prognóstico. O principal objetivo da biópsia endomiocárdica é confirmar a miocardite viral. As CMD em crianças são classificadas em CMD primárias e secundárias. As CMD primárias são de origem hereditária ou metabólica, enquanto as CMD secundárias podem resultar de uma obstrução do lado esquerdo, de um shunt esquerda-direita de longa duração, de uma perturbação do ritmo ou da condução, de um defeito congénito das artérias coronárias ou de uma miocardite viral ou autoimune. O tratamento baseia-se essencialmente no tratamento da descompensação cardíaca. O tratamento da causa é essencial nos casos de DCM secundária. No caso da MCD primária e na ausência de recuperação, o transplante cardíaco é a única esperança de vida.

ÍNDICE DE CONTEÚDOS

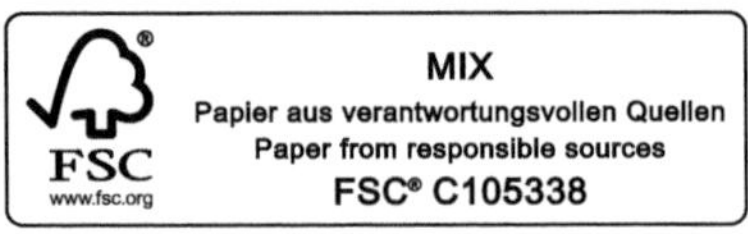

Printed by Books on Demand GmbH, Norderstedt / Germany